CANDIDATURE
A LA CHAIRE D'ANATOMIE
Près l'École impériale des Beaux-Arts.

INTRODUCTION

A

UN COURS D'ANATOMIE

APPLIQUÉE AUX BEAUX-ARTS

PAR

Le docteur Ulysse TRÉLAT

1863

INTRODUCTION

A

UN COURS D'ANATOMIE

APPLIQUÉE AUX BEAUX-ARTS

PAR

Le docteur ULYSSE TRÉLAT

Professeur agrégé à la Faculté de médecine,
Chirurgien des hôpitaux,
Membre titulaire des Sociétés de chirurgie,
d'anthropologie, anatomique.

INTRODUCTION

A

UN COURS D'ANATOMIE APPLIQUÉE AUX BEAUX-ARTS.

I

C'est un devoir, pour tout homme qui aspire à l'honneur de l'enseignement, d'arrêter son point de départ, de fixer son but, et de s'imposer une marche méthodique.

Ce devoir constant devient plus impérieux et plus nécessaire, lorsque l'objet du cours, puisant ses éléments dans la science, doit revêtir, dans sa forme et dans ses conclusions, un caractère d'application artistique.

Si les rapports naturels de l'étude artistique et de l'étude anatomique de l'homme ne reposent pas sur une base solide ; si chaque notion d'anatomie ne satisfait pas un besoin de l'art, si elle n'est pas immédiatement utile à l'artiste, le professeur risque de s'égarer à chaque pas, de fatiguer son auditoire de descriptions superflues, de glisser, sans le vouloir, sur des points importants, et, en définitive, de manquer un but qu'il ne saurait atteindre, ne le voyant pas.

L'art est une si haute émanation de la pensée humaine, son expression révèle tant de puissance et de spontanéité, que tout secours semble inutile à son libre essor.

Il y a, il y a eu des époques bénies où cela est vrai peut-être; l'artiste, inspiré des grandes passions qui l'agitent, guidé par son génie, maître d'un art voisin de la perfection, put enfanter ces œuvres admirables, éternel honneur de l'intelligence et de la pensée.

Mais ces époques resplendissantes, elles ont eu leur matin, leur aurore et avant cela leur nuit. Et si l'on suit, instant par instant, la marche de cette lumière croissante, on la voit, d'abord vague et incertaine, se dégager bientôt de la brume, et gagner le ciel, qu'elle éclaire de ses rayons éclatants.

Cette obscurité, cette brume, c'est la routine, l'ignorance, les entraves matérielles qui enchaînent la main et compriment la pensée de l'artiste. Peu à peu, cependant, l'esprit devient plus pénétrant, la main plus habile, l'art s'approche de la nature, dont il pénètre les secrets; voici qu'il a vaincu les obstacles et peut s'exprimer librement :

> Bacchatur vates, magnum si pectore possit
> Excussisse deum.

C'est alors seulement que l'artiste est maître, qu'il peut écouter les inspirations de son génie, donner une forme à sa pensée, et fixer sa conception sur le marbre ou sur la toile. Jusque-là il sent et n'exprime pas, il veut et reste impuissant; l'instrument lui fait défaut; c'est l'ardeur de son désir, et non la perfection de son œuvre, qui porte l'émotion dans l'esprit.

Il est impossible de méconnaître les liens étroits qui rattachent les progrès de l'art à la découverte et à l'application de ressources négligées ou inconnues. Ces découvertes lentement conçues, savamment perfectionnées, ont été la base de cette admirable évolution artistique à laquelle on a donné le nom de siècle d'or, de siècle de Léon X.

Autre chose y a contribué, sans doute : le feu sacré du génie. Il fit alors une si soudaine explosion, que le monde en fut illuminé, et put, sous cette vive lumière, admirer l'étendue de ses splendides conquêtes.

Le génie de l'art, puissance souveraine et définitive, ne peut ni s'enseigner ni se transmettre; il existe, il frappe l'esprit, impose l'admiration. Mais ses moyens et ses procédés ne sont pas autant inaccessibles; les uns et les autres appartiennent à l'enseignement; leur étude constitue l'éducation de l'artiste, sans laquelle il ne peut aborder aucune œuvre personnelle.

Nous n'avons à considérer ici que les moyens de l'art relatifs à l'étude de la nature, et particulièrement de la figure humaine. C'est elle qui nous a valu les œuvres les plus admirables; c'est en la contemplant sous ses aspects si variés, que depuis plus de deux mille ans, peintres et sculpteurs ont gravé leurs noms en caractères ineffaçables dans le souvenir de la postérité.

Cette étude tant de fois faite déjà, elle doit être refaite à nouveau et sans cesse par chaque artiste. Pour cela, un moyen, un seul se présente à lui : l'observation, sans répit, sans trêve, renouvelée toujours comme un aliment indispensable.

L'art, dit le Poussin, n'est autre chose que l'interprétation de la nature.

« Lorsque l'artiste, éloignant ses regards de la nature
» vivante, croit suivre un modèle conçu dans son imagina-
» tion, il n'a réellement de guide que sa mémoire. Celui
» qui se flatte d'embellir le corps humain par des formes
» inconnues à la nature s'abuse ; s'il ne retraçait ce qu'il
» a vu, soit dans la nature elle-même, soit dans de belles
» imitations, il n'enfanterait que des monstruosités. Or
» une mémoire exercée représentera peut-être à l'artiste
» les lignes principales du corps humain, peut-être encore
» l'image de quelques contours gracieux, mais lui offrira-
» t-elle avec fidélité, dans des actions et des expressions
» toujours nouvelles, la contraction plus ou moins pro-
» noncée de tous les muscles, le jeu de toutes les articula-
» tions, les innombrables finesses qui animent et embel-
» lissent chacun de nos traits ? Non, sans doute ; les
» incorrections d'un grand nombre d'hommes célèbres ne
» le démontrent qu'avec trop d'évidence. Le peintre qui
» s'habitue à dessiner sans placer un modèle sous ses yeux
» s'écarte inévitablement de la vérité ; il est outré ou sans
» nerfs, froid du moins, et quelques beautés que renfer-
» ment d'ailleurs ses ouvrages, ils n'excitent plus l'enthou-
» siasme, que la vérité seule est capable de nous faire
» éprouver. »

C'est un amant passionné des beaux-arts qui a écrit ces lignes, Émeric David, dont la longue existence a été vouée à leur culte et à leur étude. Vingt fois dans ses ouvrages il exprime la même pensée; c'est une foi profonde qu'il a acquise dans la contemplation de tous les chefs-d'œuvre de tous les temps.

Oui, c'est l'observation attentive, sagace, ingénieuse, qui a révélé aux Égyptiens, ces inventeurs de la mesure, les rapports proportionnels des diverses parties de notre corps; c'est elle qui, depuis Dédale jusqu'à Phidias et Polyctète, depuis Phidias jusqu'à Lysippe et Praxitèle, fit grandir si haut les prodigieux talents des sculpteurs grecs.

Ils vivaient au milieu d'un peuple qui, considérant la beauté à l'égal d'une vertu, n'avait nul souci de la cacher. Les athlètes dans les jeux, les jeunes hommes dans les gymnases, étaient absolument nus; les femmes, vêtues de draperies légères, voilaient à peine les contours libres et harmonieux de leurs formes.

Quelle source féconde que cette vie joyeuse et facile dont chaque heure et chaque jour renouvelaient pour l'artiste l'attrayant spectacle de la beauté, nouvelle Circé qui captivait son regard et enflammait son imagination par ses aspects infiniment variés.

Et plus tard, quand, au réveil de cette longue léthargie qui dura plus de mille ans, s'échappant des couvents où sa studieuse enfance avait grandi, l'art allait s'épanouir dans d'immortels chefs-d'œuvre, ces grands hommes que le génie avait touchés au front sentirent tous le besoin de créer une langue nouvelle pour exprimer des idées et des passions nouvelles.

Celui-ci, recherchant la perspective aérienne, déploie sur la toile des horizons pleins de profondeur; tels demandent à la lumière ces effets chatoyants, ces dégradations de l'ombre, ces ardeurs éclatantes qui donnent une vie à la couleur; d'autres, fouillant tous les secrets de la forme, y puisent une vigueur inconnue de vérité et d'expression.

Le savant Léonard de Vinci apprend l'anatomie avec Marc Antoine della Torre ; il écrit un traité des mouvements de l'homme, un autre sur les proportions du corps humain, un autre encore sur l'anatomie du cheval ; sculpteur, il modèle et drape ses figures avant de les exécuter, et les étudie avec la patience que le savant impose à l'artiste : ses innombrables esquisses en sont un témoignage assuré. Il est imité dans ce procédé par Albert Dürer, qui le vulgarise par la gravure, et par Fra Bartolomeo, à qui on attribue l'invention du mannequin à ressorts.

Michel-Ange, fuyant le palais des Médicis où Laurent, son bienfaiteur, lui avait autrefois livré les trésors de la sculpture grecque, s'enferme au couvent du Saint-Esprit, pour y étudier l'anatomie, que les restes mutilés de l'antique n'avaient pu lui apprendre et que ses prédécesseurs ignoraient de tous points.

Après les douces leçons de l'art, les sévères leçons de la mort, dont la première application fut ce fameux carton du siége de Pise qui produisit une si vive sensation parmi les contemporains.

Quelques années plus tard, au nord de l'Italie, Titien, cet homme qui, suivant le mot du Tintoret, peignait avec de la chair broyée, mettait complaisamment son crayon au service de l'illustre Vésale, le rénovateur de la science anatomique, et faisait profiter l'art de ce généreux concours.

Raphaël multipliait ses études ; il dessinait avec une exactitude rigoureuse des figures nues qu'il drapait ensuite, imitant ainsi le procédé des sculpteurs, et soucieux de montrer que, si Michel-Ange l'avait initié par ses travaux à la connaissance du nu, il ne cédait en rien à son austère rival. De combien de manières n'a-t-il pas interprété certaines figures, la Fornarina, son démon familier, et tant d'autres, ses élèves, ses protecteurs ou ses amis?

C'est ainsi que le Corrège, par une étude incessante des enfants, de leurs jeux et de leurs querelles, faisait dire plus tard à Annibal Carrache : « Cette naïveté me charme; j'aime cette candeur plus vraie qu'apparente, elle n'est ni factice, ni outrée. »

Interrogeant la nature, chacun suivant son génie ou ses goûts, lui empruntant la pureté des formes, la beauté de l'expression, la grâce charmante ou la vigueur majestueuse du geste et de l'attitude, ces grands artistes accroissaient prodigieusement le domaine de l'art en multipliant ses moyens d'étude.

Et chacun apportant sa pierre colossale à l'œuvre commune et la dressant sur les autres, ces fiers Titans, plus heureux que ceux de la Fable, escaladaient l'Olympe où depuis trois siècles ils vivent immortels.

L'observation de la nature par tous les moyens, dans tous ses secrets, voilà le grand précepte, le grand exemple légué par ces illustres maîtres.

Mais cette observation est-elle donc si simple et si facile, frappe-t-elle si vite l'esprit et les yeux de ceux qui s'y livrent, qu'ils soient assurés d'en saisir tous les détails et de ne jamais faiblir dans leurs appréciations? « Avant » de se livrer à l'imitation de la nature, dit Ot. Müller » dans son *Étude sur la vie et les œuvres de Phidias*, il est » nécessaire de se rendre compte de la manière dont elle

» procède dans les diverses parties de chaque chose.
» L'infirmité ou la maladie doivent être écartées par la
» pensée, afin que la vérité de la nature apparaisse dans sa
» sincérité et sa pureté ; mais elles ne doivent être écartées
» qu'avec le secours d'une science profonde et d'un certain
» sens naturel qui placent l'artiste dans un étroit rapport
» de sentiment et d'intelligence avec la nature. »

Cette science qui indique comment la nature procède dans la constitution des formes et dans leurs changements, cette science qui connaît ce qui doit être imputé à l'infirmité, à la souffrance, à la mauvaise conformation, est-il besoin de la nommer? Et n'est-il pas évident que l'étude anatomique aura pour résultat de placer l'artiste dans ce rapport de sentiment et d'intelligence avec la nature qui lui permet de la comprendre et de la traduire.

L'anatomie va lui révéler la cause des formes extérieures ; elle lui dit ce qui les voile et ce qui les accuse, celles qui sont fixes et celles qui peuvent varier ; elle le guide à travers ce dédale d'apparences changeantes, souvent à peine perceptibles, vivantes harmonies du repos ou de l'action, de la grâce ou de la forme.

Le peintre dessine, le sculpteur modèle l'homme nu pour trouver la vérité du mouvement ou de l'attitude ; n'est-ce pas suivre la même méthode que de disséquer la forme pour en connaître les éléments et la vérité? N'y a-t-il pas un rapport rigoureux entre le vêtement qui atténue les contours du corps et la peau qui atténue les formes fondamentales des organes qu'elle recouvre ? Et d'ailleurs comment fera le peintre, lorsqu'il veut représenter des attitudes qu'il ne peut pas, qu'il n'a jamais pu observer ? Lorsqu'il élève vers le ciel ses figures ravies, ou bien qu'armant la main de l'ange des verges ou du glaive, il précipite vers la terre son vol menaçant, où pourra-t-il puiser les éléments d'une pareille création, sinon dans une application savante des données anatomiques?

Cette étude si utile au peintre n'est-elle pas indispensable au sculpteur, lui qui n'a qu'un seul élément d'expression : la forme ; la forme dont il doit reproduire toutes les parties, tous les contours, toutes les nuances? Que son observation sera plus assurée et plus clairvoyante si, guidé par l'éducation anatomique, il connaît d'avance ces organes que la peau voile sans les dissimuler!

N'est-ce pas pour répondre à ce besoin que Michel-Ange, Bandinelli, Houdon, et d'autres en grand nombre, ont exécuté ces *écorchés,* véritables mémento anatomiques, comme le Doryphore de Polyctète était un mémento des proportions du corps?

Peut-on craindre que l'enseignement de l'anatomie pousse les artistes dans une voie de recherche exagérée, de réalité violente et contraire aux principes de l'art? Doit-on se souvenir de cette parole prophétique du maître florentin : Ma science ne produira que d'ignorants imitateurs.

Sa science! Mais il ne l'a pas transmise, il ne l'avait enseignée à personne ; et c'est précisément parce qu'ils l'ignoraient, que ces impuissants imitateurs, sans règle, sans guide, voulant parler une langue qu'ils ne comprenaient plus, s'acheminèrent si rapidement vers la décadence.

Que ne fût-elle pas devenue cette science, enseignée par un tel maître et tempérée dans sa rudesse par la grâce séduisante de son jeune et immortel rival?

C'est vers ce but délicat, l'alliance intime des besoins de l'art avec les données étendues de la science moderne, que doit tendre l'enseignement de l'anatomie à l'École des Beaux-Arts, et si cette indication complexe est bien comprise et bien remplie, il ne semble pas douteux que les artistes y doivent puiser des notions utiles et fécondes.

II

Comment le but que nous venons d'indiquer sera-t-il atteint? quelle sera la base d'un enseignement si spécial? C'est ce qu'il convient d'examiner maintenant.

Appliquée à la pratique de la médecine et de la chirurgie, l'anatomie formule des règles et dicte des préceptes; il ne saurait en être de même ici. La liberté est un élément essentiel de l'art ; et s'il fait des emprunts à la science, en aucune occasion il ne saurait être réglé par elle. Parlant à des artistes ou à de futurs artistes, le professeur enseigne des faits matériels, il les démontre et les fait constater, là se borne son rôle. Libre ensuite à l'artiste d'en tenir compte ou d'en rejeter le souvenir ; compétent désormais, c'est en toute connaissance de cause qu'il se détermine et dans un but volontairement poursuivi par lui. Mais cette compétence ne peut être acquise que par une scrupuleuse étude des réalités anatomiques.

C'est assez dire que l'anatomie des beaux-arts ne saurait être enseignée à vol d'oiseau, d'une manière superficielle et frivole; encore moins sera-t-elle une sèche et aride énumération d'organes à peine décrits.

L'esprit des auditeurs ne recueillerait de cette double erreur, si facile à commettre, que des notions vagues, incertaines et fugaces, ou un souvenir monotone et trouble dont il aurait hâte de se débarrasser.

Ce qui importe ici, c'est que le professeur ne perde jamais de vue l'application artistique ; que, toujours préoccupé des caractères plastiques de forme, de volume, de position, de relief et de rapports, il s'efforce, en sacrifiant tout ce qui ne s'y rattache pas directement, de les rendre saisissants pour son auditoire par des démonstrations complètes dans leurs limites.

Ce choix judicieux, ces distinctions nécessaires, ne sont pas une des moindres difficultés de ce cours, et réclament une connaissance approfondie de toutes les sciences anatomiques.

Une des plus utiles assurément, c'est l'anatomie du chirurgien. Lui aussi étudie la forme et l'apparence extérieure comme un élément indispensable à la pratique de son art ; il ne poursuit pas le même but que le peintre ou le sculpteur : ce n'est pas la beauté qu'il recherche, mais la régularité de la forme ou de la couleur. Constamment il habitue son œil et ses doigts à en percevoir les plus minimes changements. Un pli, une ride, une dépression légère guident son instrument vers un organe profond; ce relief à peine saillant lui révèle un état morbide ; cette attitude vicieuse d'un membre, ces contours irréguliers d'une articulation, tout cela est observé, apprécié, par comparaison avec la forme normale qui se grave comme un type ineffaçable dans l'esprit.

De même pour la couleur, dont les moindres variations acquièrent une importance égale à celles de la forme. Ce n'était pas un médiocre observateur de la nature, cet anatomiste qui, voyant subitement pâlir le jeune Antiochus en présence de Stratonice, reconnut l'étrange maladie qui le minait, et cette circonstance pathétique méritait assurément les honneurs d'une admirable interprétation.

C'est dans une connaissance exacte des aspects extérieurs, dans un souvenir réveillé chaque jour par l'examen du corps humain, que le chirurgien puise cette certitude d'appréciation qui le guide dans tous ses actes.

Science analytique entre toutes, l'anatomie étudiant l'organisation néglige forcément l'individu. Et cependant l'unité de plan, caractère essentiel de l'espèce humaine, n'exclut pas la variété de type. « La beauté parfaite, disait » le Poussin, n'est jamais l'apanage d'un seul individu : » les parties dont elle se compose, dispersées çà et là par » le Créateur, ne se rencontrent qu'en divers hommes, » en divers lieux, en divers temps ; l'artiste les rapproche » et en forme un tout : là se borne sa puissance. »

Voici donc qu'il faut franchir les limites de l'anatomie proprement dite, et faire appel à une science moins limitée, envisageant l'homme dans son ensemble et sa généralité. Indépendamment de ces différences déjà grandes qu'impriment à l'individu le sexe, l'âge, le type ou tempérament, elle nous fera connaître ces caractères spéciaux qui révèlent, chez des peuples et des races distincts, un climat, des lois, des habitudes, peut-être même une origine non moins différents.

Que cette connaissance de la variété provienne du type

individuel ou de la race, n'ouvre-t-elle pas à l'artiste des sources nouvelles de vérité? Ne lui indique-t-elle pas les limites étendues entre lesquelles oscille la forme sans cesser d'être réelle? Et, soit qu'il se propose avant tout la reproduction fidèle de la nature, ou qu'il veuille chercher les éléments épars d'une beauté ardemment sentie, ne voit-il pas un horizon plus vaste s'ouvrir à sa pensée?

Pendant ses immenses travaux du Vatican, Raphaël envoyait cent dessinateurs courir la Grèce et la Sicile pour lui rapporter des costumes, des caractères, des types; il s'éclairait des renseignements historiques de toutes sortes que lui fournissaient ses savants amis Castiglione et le cardinal Bibiena. Le grand peintre de l'histoire sacrée avait en toutes choses le besoin inné de la perfection; il cherchait l'exactitude du type comme la vérité de la forme, sur la nature.

L'organisation, la variété individuelle ou ethnologique, utiles études sans doute, mais insuffisantes encore pour l'artiste. Tout se meut dans la nature. Même dans le sommeil il y a du mouvement, il y a la vie; combien plus encore dans ces actions variées, simples ou complexes, énergiques ou molles, que le peintre et le sculpteur saisissent pour les reproduire dans leur difficile vérité.

Le mouvement change la forme de ces organes précédemment étudiés, il altère leurs rapports réciproques. Au lieu de ce contour moelleux, voici des plans heurtés; cette surface convexe se creuse d'un méplat profond; celle-ci, plane dans le repos, devient saillante. La science de ces aspects changeants (*anatome animata* de Sœmmering) constitue la physiologie de l'artiste, étude pleine de difficultés, de longueurs inévitables, mais d'un intérêt capital, et ne pouvant être menée à bon terme que par l'observation répétée et comparative du cadavre et de l'homme vivant, du modèle montrant l'action à côté de l'organe, le mouvement local, suivant l'excellente expression de L. de Vinci.

Et non-seulement le professeur devra indiquer les organes d'un mouvement et de quelle façon il s'opère, mais encore faire connaître les effets de son intensité, dont les nuances jouent un rôle dominant pour l'expression.

Jamais une attitude, une action n'implique le roidissement simultané de tous les muscles d'un membre ou d'une région du corps ; ceux-ci sont inertes, ceux-là tendus. Les muscles contractés, outre qu'ils changent eux-mêmes de forme, compriment ou repoussent les parties voisines et y provoquent des aspects nouveaux, effet indirect et secondaire de l'acte musculaire, déterminé par lui comme une conséquence nécessaire.

Bien que les fonctions locomotrices soient parmi les mieux connues, la science contemporaine ne les a pas négligées. Des découvertes importantes ont modifié nos idées sur le mécanisme de la marche et de la station, que nous avons reconnues moins compliquées et plus harmonieuses. Certains appareils musculaires très actifs, quoique peu volumineux, ceux qui servent à animer le masque facial, nommés à juste titre les moteurs de l'expression, n'ont révélé leurs véritables usages que sous l'influence des moyens perfectionnés de la physiologie moderne. Les résultats très simples de ces recherches doivent être exposés aux artistes, et ne peuvent manquer de leur fournir des ressources étendues d'appréciation et d'expression.

Ce n'est pas le but de l'art de rendre tous les actes

naturels; dans cette voie il arrive facilement à la trivialité, et le mérite des grands artistes consiste précisément dans un choix savant de l'action, du geste, de l'attitude. Sentiment ou science, ils trouvent le moment propice, celui qui, conservant l'expression, permet le mieux de déployer les habiletés de l'art, de mettre en valeur ses moyens, et en définitive de lui donner ses plus attrayantes perfections.

Mengs remarque très judicieusement que ce choix du moment est fait avec le plus grand soin dans toutes les œuvres de Raphaël et de son école. Toutes les figures sont placées dans un demi-chemin d'action (c'est l'expression de Mengs) indiquant en même temps l'attitude quittée et celle qui va suivre.

Que l'anatomie, que la physiologie prétendent enseigner une telle perfection d'art, nul n'y peut songer, mais elles savent en faire comprendre et la cause et le jeu.

Pour cela il faut étudier l'harmonie générale des mouvements. Cette harmonie est le résultat d'une égale pondération, dans toutes les parties du corps, des actions et des résistances; c'est, si l'on veut, l'accommodation de tout l'individu à un mouvement déterminé. Or, cette accommodation est aussi variée que les mouvements eux-mêmes. Comparez le corps d'un homme qui du bras indique un point du ciel ou de l'horizon, avec cet autre dont le bras se lève énergique et menaçant, et dites si, abstraction faite du bras dont la position est la même, le corps tout entier se présente dans le même état, si l'adaptation est semblable dans les deux cas.

Il faut donc tenir compte de ces synergies, de ces actions générales qui impriment à la totalité de l'être un caractère passager, mais singulièrement expressif. Ce concert de toutes les parties est presque toujours bien apprécié pour la face, dont les mouvements sont très vivement traduits par la peau à laquelle s'insèrent directement les muscles. Le champ d'observation est d'ailleurs très limité pour cette région, et l'œil le parcourt facilement dans son ensemble. Il n'en est plus ainsi pour ces grandes associations qui retentissent sur tout le corps et qui ne peuvent être bien connues que par une étude de la fonction qui les détermine.

Et ce n'est pas seulement la contraction musculaire qui produirait ce résultat. Souvent des fonctions différentes interviennent et modifient très sensiblement l'apparence extérieure. L'effort, acte très complexe, supprime la respiration; le cou se boursoufle, les veines superficielles se gonflent, la face rougit pour pâlir bientôt après; tout le système musculaire semble bandé. La peur, la colère, toutes les grandes passions qui font vibrer l'âme, ont aussi leur expression organique, modèle de l'expression artistique.

Ce tableau, dont nous n'avons cherché ni à exagérer, ni à restreindre l'étendue, peut se résumer très simplement. D'une part, l'étude de l'organisation dans ses éléments, puis dans son ensemble ; de l'autre, l'action de ce même organisme envisagé sous ce double point de vue ; d'un côté, les caractères fondamentaux et permanents qui dérivent de la forme organique ; de l'autre, les formes passagères, apanage du mouvement et de la vie.

III

Si nous avions l'honneur d'être appelé à l'enseignement de l'Anatomie à l'École des Beaux-Arts, nous diviserions le cours en deux parties : l'une, plus spécialement anatomique, comprendrait l'étude des formes organiques permanentes; l'autre, physiologique, envisagerait les caractères de la forme accidentelle déterminée par le mouvement. Nous insistons sur cette division nouvelle, au moins dans sa forme, et qui a l'avantage d'appeler fortement et spécialement l'attention sur la partie la plus importante peut-être de l'anatomie artistique, la science de l'action.

PREMIÈRE PARTIE. — DES FORMES ORGANIQUES PERMANENTES.

1° *Aperçu sur l'organisation des couches superficielles du corps.* — Après avoir mûrement réfléchi au début du cours, et nous plaçant dans l'hypothèse où les auditeurs n'ont aucune notion d'anatomie, il nous a paru nécessaire de leur donner un aperçu rapide de l'organisation des couches superficielles, les seules qu'ils aient besoin de connaître. Cette marche nous a semblé préférable à celle qui commencerait par le système osseux; l'esprit sera mieux satisfait s'il a d'abord apprécié la position et la valeur relative du squelette. Évoquant d'ailleurs nos premiers souvenirs d'étude et l'expérience que nous avons acquise dans l'enseignement, nous sommes persuadé qu'un examen sommaire de l'organisme est la meilleure introduction possible à un enseignement anatomique.

2° *De la peau. — Du tissu cellulaire sous-cutané. — Des aponévroses.* — La peau est le premier organe qui frappe les yeux. Les anatomistes, en raison de sa structure compliquée et de ses fonctions sensorielles, l'étudient avec les autres organes des sens; pour l'artiste, elle n'est qu'une enveloppe modelant avec une fidélité variable les organes sous-jacents. Il convient donc de connaître ses caractères de couleur, de transparence, d'épaisseur, d'élasticité; ses accessoires, les cheveux, les poils et les ongles. Le tissu cellulaire est, pour ainsi dire, une dépendance de la peau, et concourt avec les aponévroses superficielles à lui donner des propriétés spéciales. Il est donc bon de s'éloigner ici du point de vue chirurgical, qui fait une étude particulière des aponévroses, et de les rapprocher du tissu cellulaire et de la peau, avec lesquels elles ont des liens étroits au point de vue de la forme.

3° *De l'ostéologie et du squelette.* — Le terrain ainsi déblayé, on peut aborder l'étude des organes profonds, en commençant nécessairement par les os. Il y a lieu d'insister particulièrement sur les éminences osseuses visibles à l'extérieur, et de décrire ensuite d'ensemble le squelette de la tête, de la poitrine, du bassin, des membres.

4° *Des articulations.* — Celles des membres et de la mâchoire étant seules appréciables dans leur forme, elles seront seules décrites, en suivant la même méthode que pour les os et en insistant sur leurs rapports avec tous les organes ambiants. En conséquence, descriptions détaillées pour tout ce qui se traduit par une forme, négligence systématique de toutes les notions si nombreuses qui ont un caractère purement anatomique.

5° *Des muscles et des tendons.* — Ce chapitre, dont nous n'avons pas besoin de signaler l'importance, réclame de la part du professeur une grande habitude des administrations anatomiques. Les préparations mises sous les yeux des élèves devront respecter les rapports naturels des muscles pour conserver la forme et la position qu'ils ont pendant la vie. Faute de ce soin, religieusement observé, on ne montrerait que des organes complétement déformés, étirés, hors de situation, et qui donneraient une science non pas incomplète, mais absolument fausse. Disons encore une fois combien grande est la différence du but poursuivi par l'anatomie scientifique et l'anatomie des arts : à l'une les agencements de structure, à l'autre la forme avant tout.

6° *Des formes extérieures.* — Tous les éléments étant connus, on arrive logiquement à l'étude de la forme sensible envisagée avec méthode dans les différentes régions. Cette question capitale ne peut être traitée convenablement que par une comparaison constante du cadavre, du modèle vivant et des œuvres des maîtres.

7° *Rapports de mesure des diverses parties du corps.* — Quoique tenant compte des systèmes employés pour mesurer les proportions du corps, le professeur d'anatomie devra surtout indiquer les limites entre lesquelles ces proportions varient. Il serait bon, outre les exemples de variétés fournis par la statuaire, de montrer quelques modèles de tailles et de proportions différentes.

8° *Variations des formes extérieures tenant au sexe, à l'âge, au type, à la race.* — Quoique l'observation personnelle de l'artiste lui permette d'arriver à une notion assez complète de ces différences, il est utile cependant de lui indiquer les points importants, les caractères fondamentaux de ces variations, caractères qu'il ne peut apprécier qu'après avoir étudié tous les éléments des formes.

DEUXIÈME PARTIE. — DES FORMES ACCIDENTELLES PRODUITES PAR LES MOUVEMENTS.

1° *Aperçu sur la contraction musculaire.* — La contraction musculaire, principe de toutes les actions locomotrices et de la grande majorité des mouvements qu'on observe à la surface du corps, varie dans son intensité et dans son étendue. Quel que soit le muscle contracté, il est sujet à ces variations qui se traduisent par des formes différentes. De même que nous avons jeté un coup d'œil rapide sur l'organisme, de même ici nous indiquons en quelques traits la fonction musculaire.

2° *Du mouvement dans les diverses régions et de ses effets.* — Ce chapitre correspond exactement à l'étude des formes extérieures faite précédemment. On pourrait aussi bien le nommer : *Des formes extérieures sous l'influence des mouvements*, ou encore : *Du mouvement local.* Pénétré de l'importance de cette étude, nous pensons que le professeur doit y apporter tous ses soins, faire appel aux plus récentes indications de la physiologie, et par-dessus tout appuyer chacune de ses paroles sur la démonstration donnée par le modèle réalisant, à son gré, toutes les variétés de mouvement. Parler aux yeux en même temps qu'à l'esprit est le meilleur moyen de graver le souvenir.

3° *De certaines actions générales. — Synergies. — Mouvements combinés, etc.* — Un mouvement n'est jamais isolé, il se lie forcément à d'autres, et dans certains actes, l'effort, la marche, leur ensemble revêt une physionomie particulière qui caractérise cet acte. Ces associations doivent donc être connues, d'autant mieux que ces actes déterminent parfois l'apparition de formes spéciales, provoquées par la contraction musculaire, mais d'une manière très indirecte, la turgescence de certaines veines, le gonflement de la face ou sa pâleur, etc.

Est-il besoin de répéter encore ce que nous avons itérativement indiqué? L'anatomie n'étant que l'explication des formes vivantes, c'est le modèle vivant, le nu, qui toujours devra donner la suprême démonstration. Les chefs-d'œuvre de l'art fourniront un ample contingent d'exemples à suivre ou d'erreurs à éviter.

Je m'arrête. Sentiments, réflexions et recherches, j'ai tout exposé avec sincérité; j'ai donné l'esprit et la méthode qui, seule, peut faire prendre à la pensée cette forme définie sans laquelle elle flotte indécise et vague.

J'ai cru qu'il n'était pas de moyen plus digne de solliciter le suffrage des hommes éminents près de qui je serais heureux de puiser des inspirations et des conseils.

Paris. — Imprimerie de L. MARTINET, rue Mignon, 2.

www.ingramcontent.com/pod-product-compliance
Ingram Content Group UK Ltd.
Pitfield, Milton Keynes, MK11 3LW, UK
UKHW021030200726
13857UKWH00004B/1695